HongSeok Kim

A cirurgia da pálpebra dupla com SAJT resulta numa prega dinâmica em asiáticos

HongSeok Kim

A cirurgia da pálpebra dupla com SAJT resulta numa prega dinâmica em asiáticos

Cirurgia da dobra dupla com aspeto natural

ScienciaScripts

Imprint
Any brand names and product names mentioned in this book are subject to trademark, brand or patent protection and are trademarks or registered trademarks of their respective holders. The use of brand names, product names, common names, trade names, product descriptions etc. even without a particular marking in this work is in no way to be construed to mean that such names may be regarded as unrestricted in respect of trademark and brand protection legislation and could thus be used by anyone.

Cover image: www.ingimage.com

This book is a translation from the original published under ISBN 978-613-8-50141-1.

Publisher:
Sciencia Scripts
is a trademark of
Dodo Books Indian Ocean Ltd. and OmniScriptum S.R.L publishing group

120 High Road, East Finchley, London, N2 9ED, United Kingdom
Str. Armeneasca 28/1, office 1, Chisinau MD-2012, Republic of Moldova, Europe
Printed at: see last page
ISBN: 978-620-8-15013-6

Índice

Capítulo 1

INTRODUÇÃO

A blefaroplastia da pálpebra superior é o procedimento mais comum na cirurgia plástica estética asiática. Como uma pequena alteração nos olhos pode melhorar o aspeto geral do rosto, a popularidade da blefaroplastia cresceu paralelamente a uma procura crescente de resultados esteticamente naturais. Foi colocada uma grande ênfase na criação do olho ideal que imita a pálpebra dupla congénita ou "natural", caracterizada por: 1) uma pálpebra superior lisa com uma linha de dobra pouco profunda quando os olhos estão fechados, 2) uma linha de dobra que não está fixada no tarso e capaz de mudar com o movimento dos olhos, 3) uma tensão igualmente distribuída na aba superior e inferior da linha de dobra, e 4) uma profundidade adequada da dobra quando os olhos estão totalmente abertos.

Apesar da variação de técnicas na blefaroplastia, existe um objetivo fundamental de fixar a derme da pálpebra superior à lamela posterior, região envolvida na elevação da pálpebra. Existem técnicas de sutura (sem incisão) e de incisão na cirurgia de pálpebra dupla. A

técnica de sutura é vantajosa na medida em que cria a prega ideal sem

fazer uma incisão, logo, sem cicatrizes pós-operatórias. No entanto,

muitos doentes asiáticos com pálpebras simples têm um tecido mole

espesso (gordura ocular retro-orbicular, gordura pré-aponeurótica,

músculo orbicular espesso) e pele redundante, que contribuem para o

inchaço da pálpebra. Nestas condições, a técnica de sutura não

proporciona um resultado eficaz e permanente devido à forte

imposição da camada espessa da pálpebra sobre as suturas de fixação.

Além disso, os doentes com excesso de pele requerem uma técnica de

incisão para remover o tecido mole redundante. Por conseguinte, a

técnica de incisão é um método preferível para estes doentes.

A técnica de fixação do tarso (derme da pálpebra superior ao

tarso) é o método mais antigo e mais comum, mas a técnica sobre-

recorta o tecido pré-tarsal, resultando numa prega profunda, imóvel e

deprimida. Este tipo de prega é definido como uma prega estática

(Fig.l).

(Ver vídeo, Conteúdo Digital Suplementar 1, que mostra as vistas

frontal e lateral de uma mulher de 29 anos que apresenta uma prega estática depois de ter sido submetida a uma cirurgia às pálpebras duplas utilizando a técnica de fixação do tarso, enquanto abre e fecha os olhos, ***http://links.lww.com/PRSGO/A0.'***)

Concebemos uma técnica que utiliza o espessamento juncional da septoaponeurose (SAJT). Este cria uma linha de dobra que se altera com o movimento da pálpebra. Quando os olhos estão fechados, o SAJT estende-se em direção à pele e impede a formação de uma prega deprimida. Quando os olhos estão abertos, a excursão do elevador puxa o SAJT, e a prega ocorre. Este movimento imita o mecanismo natural da prega, e este tipo de prega é definido como prega dinâmica (Fig. 2) **(Ver vídeo, Conteúdo Digital Suplementar 2,** que mostra as vistas frontal e em quarto da mesma doente que exibe uma prega dinâmica após ter sido submetida a cirurgia de pálpebras duplas utilizando a fixação do espessamento juncional da septoaponeurose à medida que abre e fecha os olhos, ***http://links.lww.com/PRSGO/A1.)***

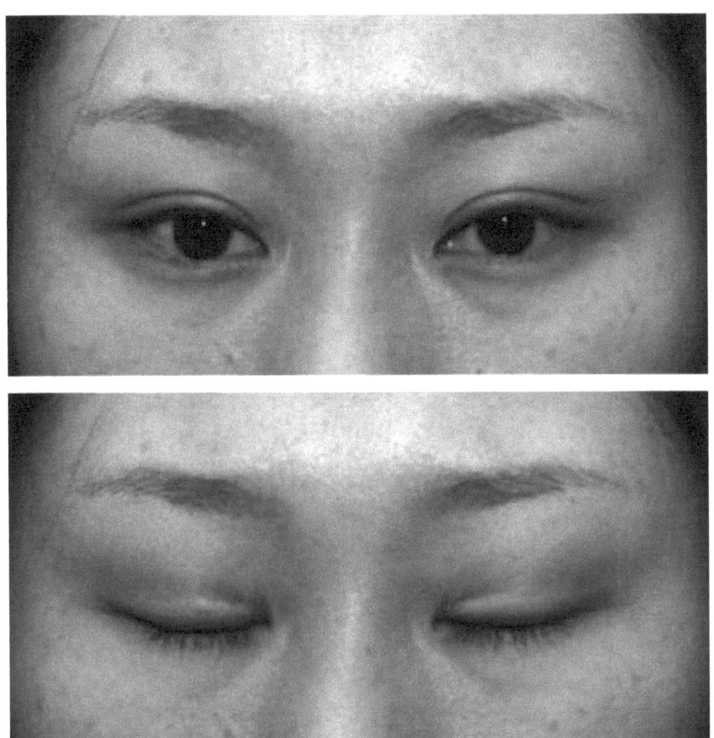

Fig. 1. Fotografias de uma mulher de 27 anos que apresenta uma prega estática após ter sido submetida a uma cirurgia de pálpebra dupla com fixação tarsal. Uma prega estática é caracterizada pela formação de uma prega profunda (em cima), uma linha deprimida visível ao longo da incisão com os olhos fechados e uma linha imóvel (em baixo).

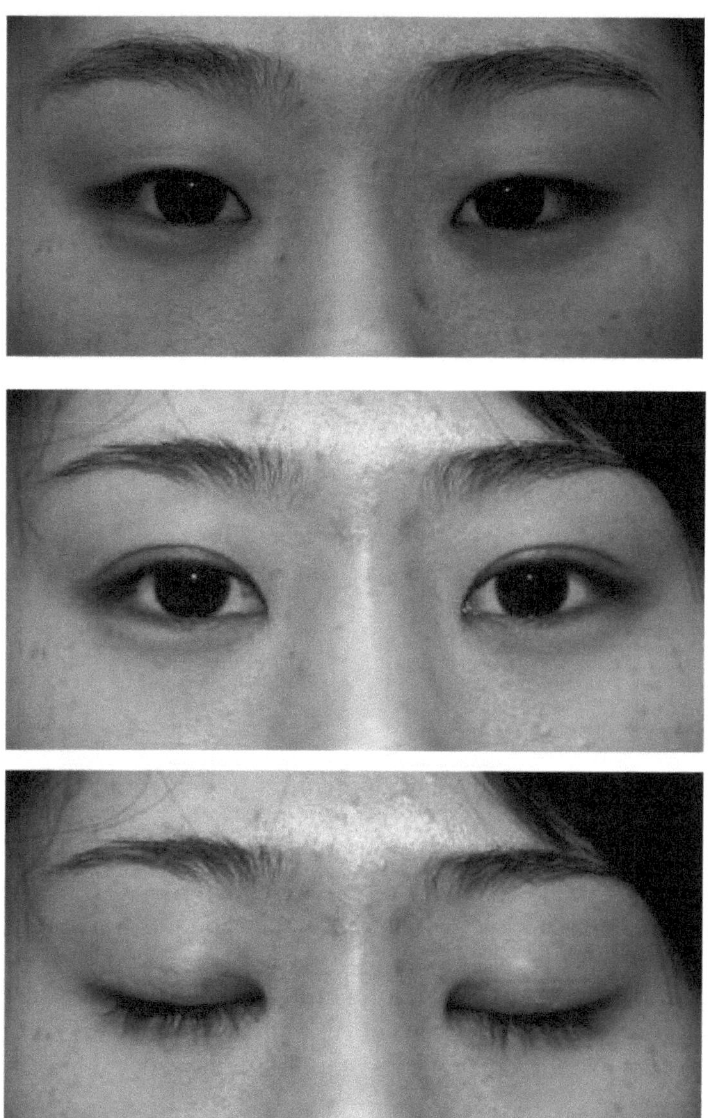

Fig. 2. Mulher de 24 anos submetida à técnica de cirurgia incisional das pálpebras duplas (A), dois anos após a operação, a doente apresenta uma prega dinâmica, caracterizada por uma profundidade moderada da prega com os olhos abertos (B) e uma cicatriz minimamente deprimida ao longo da linha de incisão com os olhos fechados (C) com uma linha de prega móvel).

Capítulo 2

DOENTES E MÉTODOS

Estudo anatómico

Vinte e oito pálpebras superiores de 28 cadáveres adultos coreanos [idade média, 65,8 y (DP, 10,8 y); 13 homens, 15 mulheres] foram utilizadas para confirmar a estrutura histológica da SA]T. A preparação das amostras e a coloração com tricrómio de Masson foram efectuadas conforme descrito.[6] A camada interna do septo junta-se à aponeurose do elevador na junção conjunta acima da placa tarsal. A camada externa do septo (Fig. 3, seta azul) estende-se inferiormente ao tarso, onde se liga à fáscia do músculo orbicular do olho e interdigita-se com a porção distal da aponeurose do elevador até à margem ciliar. [6^8] Como as camadas interna e externa do septo se fundem na aponeurose do elevador distal ântero-superior à placa tarsal, existe um tecido septal espesso nesta região (Fig. 3). Esta porção do septo foi designada por SA]T.

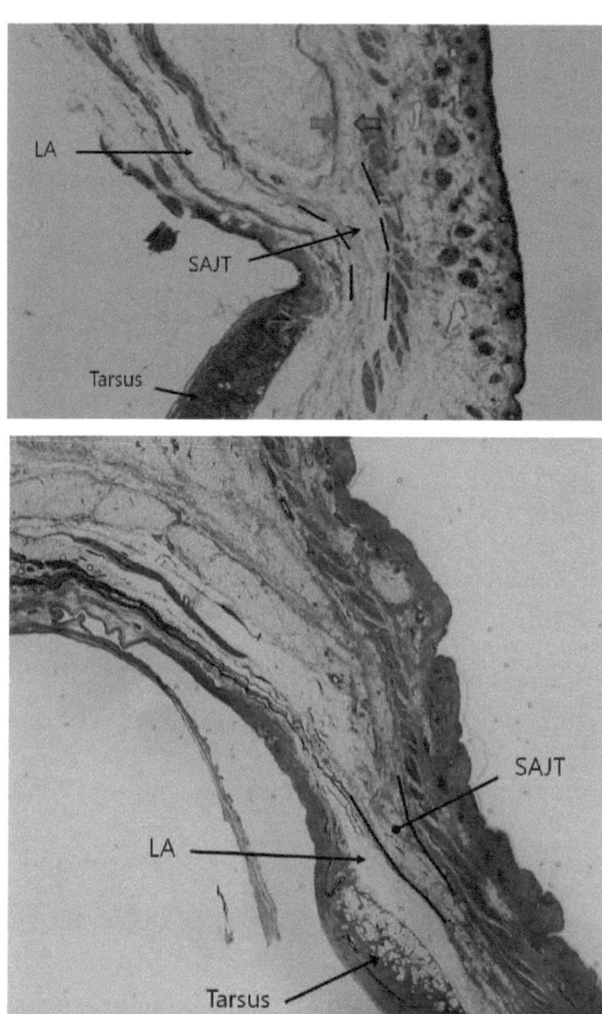

Fig. 3. Histologia mostrando o Sajt, a camada interna (seta vermelha) e a camada externa (seta azul) do septo, a aponeurose do elevador (la) e o tarso (A), o Sa)t situa-se entre as camadas externas do septo orbital e a la (B).

Método operatório

Entre janeiro de 2004 e fevereiro de 2010, 680 pacientes sem blefaroptose foram tratados com o método incisional usando a fixação SAJT (586 mulheres e 94 homens; idade média, 31,5 anos). Quatrocentos e oitenta e oito pacientes do sexo feminino e 52 do sexo masculino foram submetidos simultaneamente à epicantoplastia. Excluímos deste estudo os pacientes com ptose que necessitavam de cirurgias do elevador.

Conceção

O desenho pré-operatório foi efectuado com o doente na posição vertical e virado para a frente. A altura central ideal (Fig. 4A) foi marcada num ponto da linha mediana da pupila quando o cirurgião elevou manualmente a sobrancelha. Este ponto foi determinado observando a altura da dobra que era esteticamente adequada para o doente. A extensão da excisão da pele foi determinada libertando a sobrancelha elevada a partir do primeiro ponto marcado (Fig. 4B). A altura medial foi determinada afinando suavemente desde a altura central até ao canto medial (Fig. 4C). Do ponto central marcado A ao ponto D, à mesma altura acima do ângulo cantal lateral, a linha inferior foi traçada paralelamente à forma curvilínea dos olhos. Neste ponto, a

linha lateral estendia-se paralelamente ao canto lateral, inclinada para

a rafe lateral (Fig. 4E). A linha de incisão superior foi desenhada ligando

suavemente o epicanto (Fig. 4C) ao ponto B e afunilando do ponto B

para o ponto final lateral E (Fig. 4).

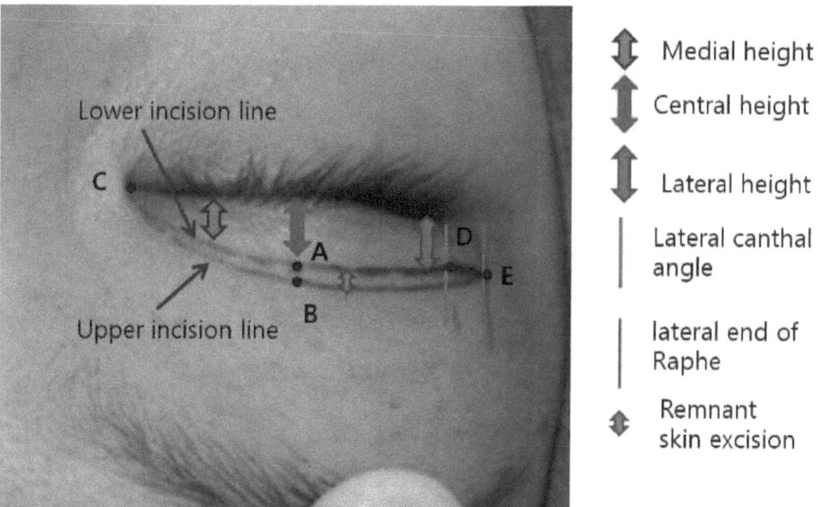

Fig. 4. Desenho pré-operatório das linhas de incisão inferior e
superior: altura central (A), extensão da excisão da pele (B), canto
medial (C), altura lateral (D) e rafe lateral (E).

Anestesia

A cirurgia foi efectuada sob anestesia local, com ou sem anestesia

intravenosa, dependendo de cada doente. Foi injectada uma solução de lidocaína a 2% com epinefrina 1:100.000 entre a pele e o músculo

orbicular enquanto a agulha avançava. Devido a uma pressão

hidráulica, uma solução local separa o plano e evita o rompimento dos

vasos sanguíneos durante o avanço da agulha. Desta forma, o cirurgião

pode obter uma visão clara do campo e evitar a assimetria de

pequenos hematomas (fig.5).

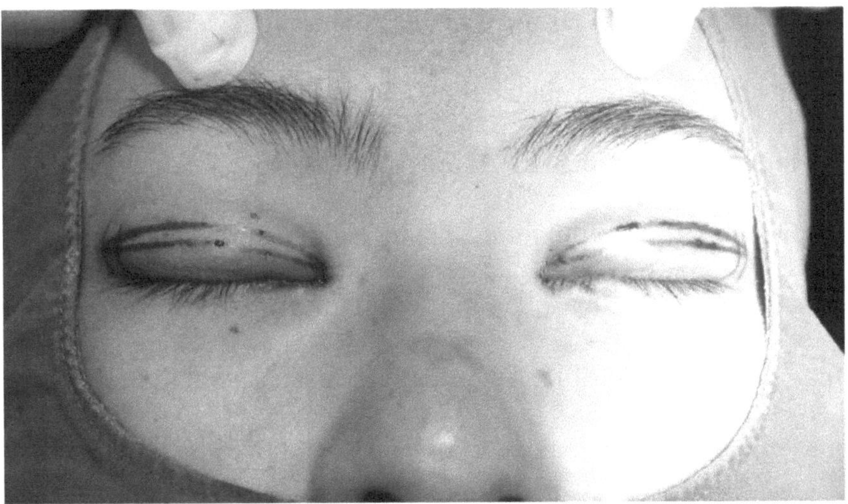

Fig. 5 Devido a uma pressão hidráulica, uma solução local separa o
plano e evita o rompimento de vasos sanguíneos enquanto a agulha
avança. Desta forma, o cirurgião pode obter uma visão clara do campo
e evitar a assimetria de pequenos hematomas.

Incisão e dissecção (exposição da SAJT)

Foi utilizada uma lâmina de bisturi número 15 para efetuar as incisões. A linha de incisão inferior foi cortada em bisel cefálico, de modo a aumentar a exposição da derme do retalho inferior. A linha de incisão superior foi efectuada com a lâmina em ângulo perpendicular à superfície da pele para facilitar a excisão limpa do músculo orbicular. A partir da linha de incisão superior, foi utilizado um electrocautério para cortar o músculo orbicular e expor o septo. A tira de pele e o músculo orbicularis oculi entre as duas linhas de incisão são excisados com uma tesoura curva afiada. Novamente a partir da linha de incisão superior, o retalho miocutâneo superior foi elevado apenas superficialmente ao septo numa distância de 5 mm cefálico. O septo exposto foi aberto transversalmente com uma tesoura 7 mm superior à linha de incisão inferior, no sentido lateral para medial. O ligamento transverso inferior foi então cortado para evitar o impedimento do movimento da aponeurose do elevador (Fig. 8).

A gordura pré-aponeurótica e a aponeurose do elevador foram suficientemente dissecadas uma da outra. Imediatamente superior ao retalho inferior encontra-se o coto septal redundante e o músculo orbicularis oculi. Uma tira do músculo orbicular do olho foi excisada cuidadosamente para não danificar a aponeurose do elevador. Nesta região, podem ser observadas as camadas septais. A camada interna

(Fig. 3, seta vermelha) do coto septal remanescente está ligada à

aponeurose do elevador. A camada externa (Fig. 3, seta azul) estende-

se inferiormente ao tarso. O coto septal redundante foi

cuidadosamente aparado até que o tecido septal espessado, SAJT,

fosse descoberto (Fig. 7). O SAJT é firme e elástico, e está firmemente

ligado à aponeurose do elevador.

A gordura pré-aponeurótica redundante foi removida e a gordura

restante foi ancorada no coto septal superior utilizando suturas de

colchão de nylon branco 7-0 em 1-2 locais para evitar a ptose da

gordura pré-aponeurótica (Fig. 10).

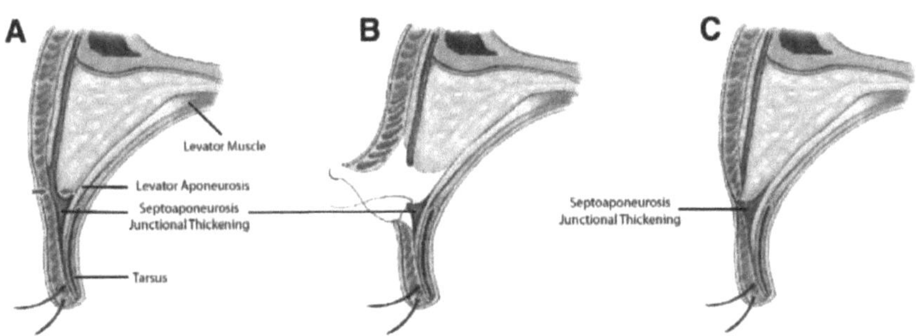

Fig. 8. Diagrama mostrando a fixação por sutura da derme e do SAJT.
[A] O SAJT define o tecido septal espessado entre as camadas interna
(seta vermelha) e externa (seta azul) do septo orbital imediatamente

cefálico ao tarso e anterior ao AE. [B] Uma vez que a SAJT foi descoberta e aparada, a derme do retalho inferior foi fixada à SAJT em 6-8 locais.

[C] O encerramento da pele foi efectuado com nylon preto 8-0 de forma contínua.

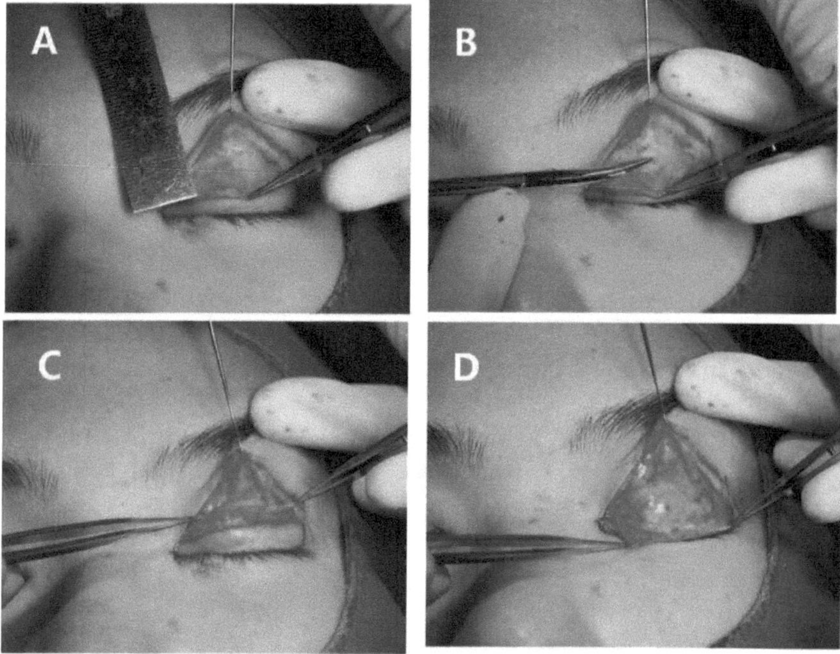

Fig. 6. A) O músculo orbicular foi dissecado do septo 5 mm superiormente à linha de incisão superior, B, C) e o septo foi incisado transversalmente 7 mm superiormente à linha de incisão inferior com uma tesoura de direção lateral para medial. D) É necessária uma incisão completa para libertar o coto inferior do septo orbital para uma estrutura dinâmica.

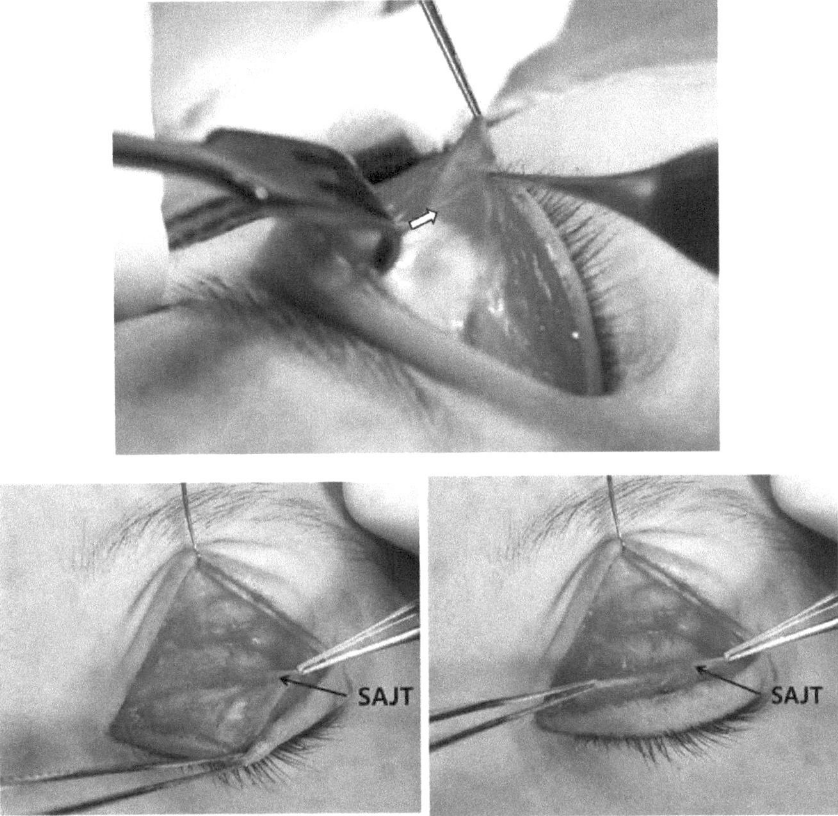

Fig. 7. Observa-se a junção conjunta (seta) (em cima). O coto inferior do septo foi aparado antes das fixações de sutura (inferior). A extremidade inferior do septo, que está ligada à aponeurose do elevador, distingue-se da SAJT (seta).

Fixação do SAJT no retalho inferior

A derme e a camada superficial do músculo orbicular do retalho

inferior foram suturadas ao TSAJ em 6-8 pontos a uma distância

uniforme, utilizando nylon branco 7-0 (Fig. 9, 25). No método

tradicional de fixação do tarso, o retalho inferior é suturado ao tarso em apenas 3-4 pontos, porque o tarso é uma estrutura dura em comparação com o SAJT. Como o SAJT é uma estrutura macia, a fixação requer mais pontos de sutura para uma distribuição uniforme da tensão do retalho inferior (Fig. 9). Uma tensão adequada ocorre quando a ligação do SAJT à derme do retalho inferior induz uma ligeira eversão da pestana central para a pestana lateral (Fig. 11).

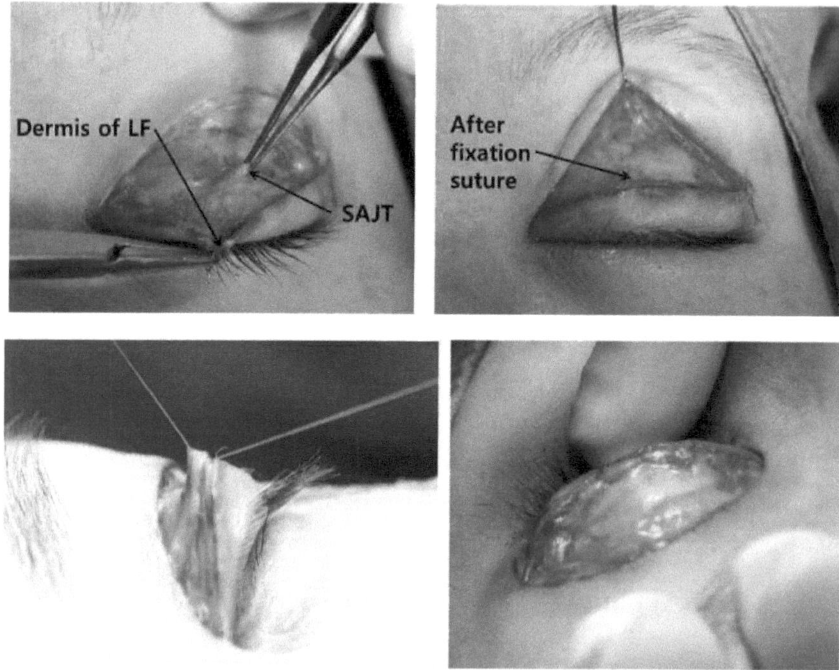

Fig. 9. A derme e o músculo orbicular na extremidade superior do retalho inferior foram suturados em 6-8 pontos a uma distância uniforme do espessamento juncional septo-aponeurótico com suturas de nylon branco 7-0.

Sutura de amarração da gordura pré-aponeurótica

A gordura pré-aponeurótica exposta pela abertura do septo orbital deve ser avaliada para excisão. Após a excisão da gordura pré-aponeurótica remanescente com eletrocautério, a gordura pré-aponeurótica restante foi suturada no lado interno do septo orbital, que era o coto superior do septo aberto em 3-4 locais. (Fig. 10) Estas suturas de ligação da gordura pré-aponeurótica ao septo orbital impedem a ptose da gordura pré-aponeurótica devido à abertura do septo orbital.

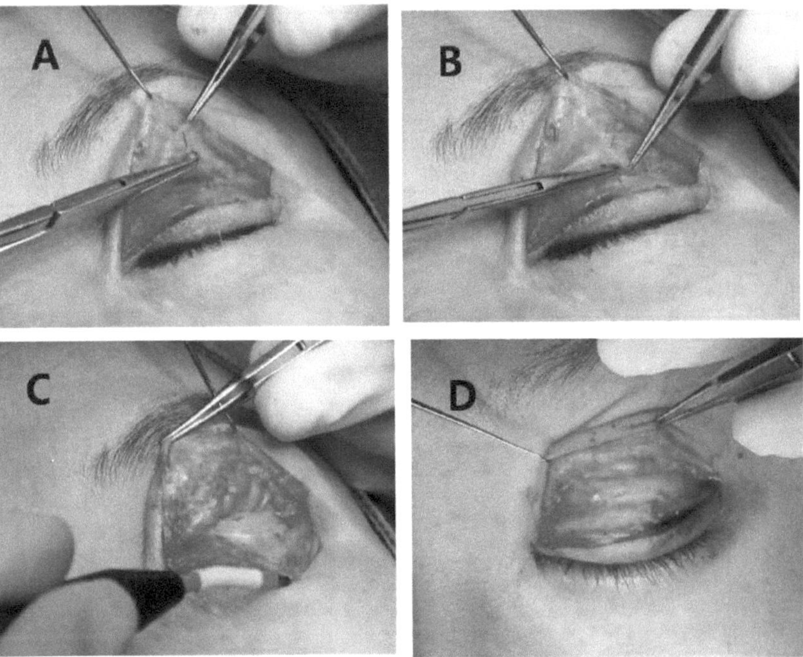

Fig. 10 A gordura pré-aponeurótica remanescente é suturada ao septo orbital (A, B), após a sutura de amarração da gordura pré-aponeurótica (C, D).

Sutura da pele e cuidados pós-operatórios

O encerramento da pele foi efectuado com nylon preto 8-0 de forma contínua (Fig. 11). Foi colocada fita adesiva 3M logo acima da incisão para reduzir o inchaço e a formação de pregas triplas.

Nos doentes submetidos a epicantoplastia simultânea, foi administrada triancinolona 166mg% em 0,2cc ILI (Injeção Intra-lesional) no epicanto imediatamente após a cirurgia. A solução de triancinolona foi readministrada três semanas após a cirurgia para prevenir a formação de cicatriz hipertrófica.

Os doentes foram monitorizados durante um período de seguimento que variou entre 6 meses e 4 anos. Os critérios de avaliação basearam-se no tamanho da prega, na depressão da cicatriz e no ectrópio. A primeira medição foi efectuada 5-7 dias após a cirurgia, quando foram retiradas as suturas da pele. As medições consecutivas foram efectuadas às 3, 6, 9 semanas e 1, 2 e 4 anos de pós-operatório.

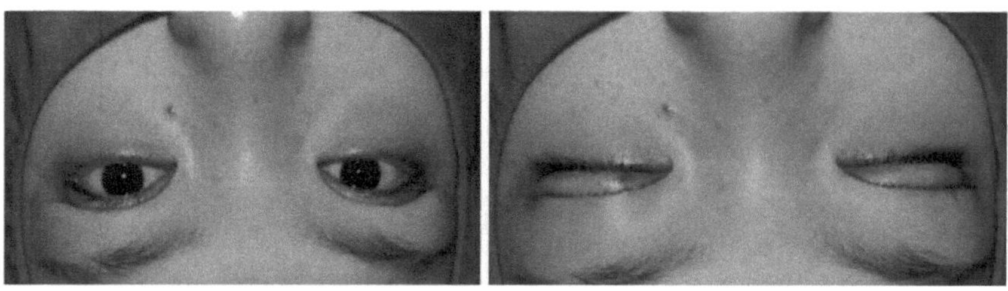

Fig. 11 Uma tensão adequada ocorre quando a ligação do SAJT à derme do retalho inferior induz uma ligeira eversão das pestanas, da pestana central para a lateral.

Capítulo 3

RESULTADOS

As suturas de pele foram removidas 5 dias após a operação. Os critérios de avaliação basearam-se no tamanho da prega, na depressão da cicatriz e na satisfação do doente. A primeira medição foi efectuada 5-7 dias após a cirurgia, quando as suturas de pele foram retiradas. Foram efectuadas medições consecutivas às 3, 6 e 9 semanas e aos 1, 2, 4 e 8 anos de pós-operatório. O período de acompanhamento variou de 2 a 8 anos (média de 3,6 anos).

A alteração do tamanho da prega palpebral dupla

O tamanho da prega palpebral dupla foi determinado através da medição da prega visível com o doente na posição vertical, virado para a frente e com os olhos abertos. A primeira medição foi efectuada imediatamente após a remoção das suturas cutâneas e as medições seguintes foram efectuadas às 3, 5, 9, 12 semanas e aos 2 e 4 anos de pós-operatório. Foram observados edema e inchaço 5-7 dias após a cirurgia. O tamanho da prega diminuiu gradualmente com a redução do edema e do inchaço para 80% em 3 semanas e 71,5% em 12 semanas desde a primeira medição. Não foram observadas mais alterações no tamanho após 12 semanas na maioria dos doentes

(tabela 1, 2)

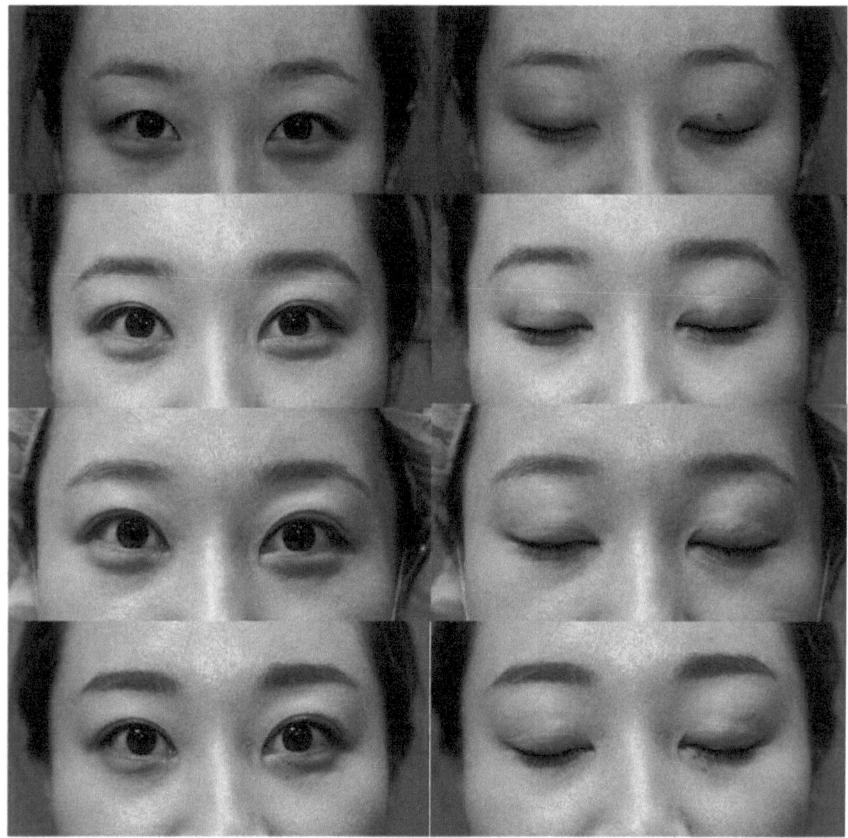

Fig. 12. Vista pré-operatória de uma mulher de 28 anos com pálpebras superiores redundantes e inchadas com os olhos abertos *[coluna da esquerda]* e com os olhos fechados *[coluna da direita] [A]*. A doente foi submetida a cirurgia incisional de pálpebras duplas com fixação SAJT e epicantoplastia. três meses (BJ 2-y (CJ e 4-y vistas pós-operatórias com os olhos abertos *[coluna da esquerda}* e com os olhos fechados *[coluna da direita}.[D}*

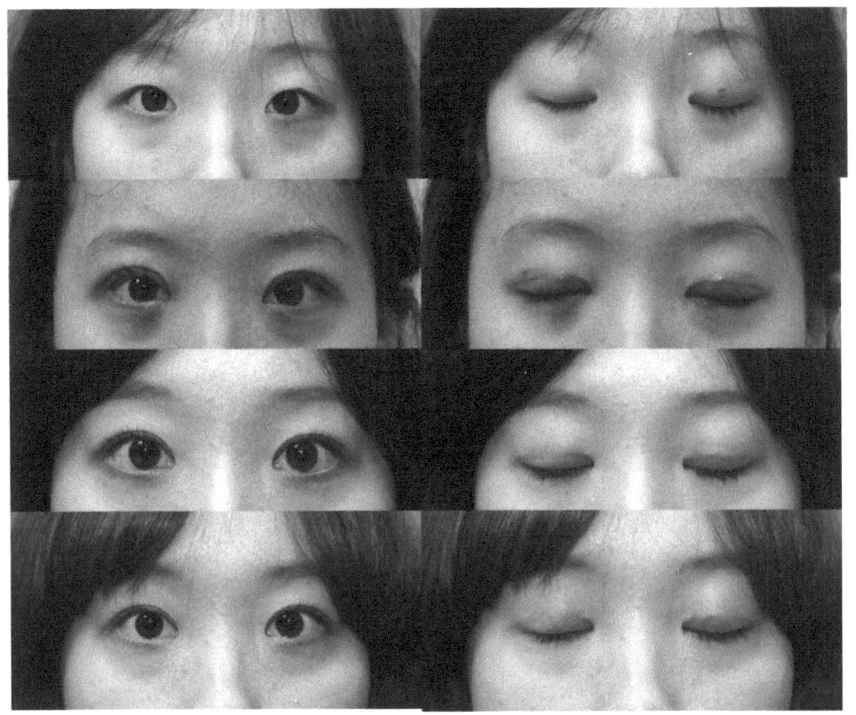

Fig. 13. Vista pré-operatória de uma mulher de 28 anos com pálpebras superiores redundantes e inchadas com os olhos abertos *[coluna da esquerda]* e com os olhos fechados *[coluna da direita]* **(A).** A paciente foi submetida a cirurgia incisional de pálpebra dupla com fixação SAJT e epicantoplastia. Vistas pós-operatórias de 7 dias (B), 1 mês (C) e 2 meses com os olhos abertos *[coluna da esquerda]* e com os olhos fechados *[coluna da direita] (D).*

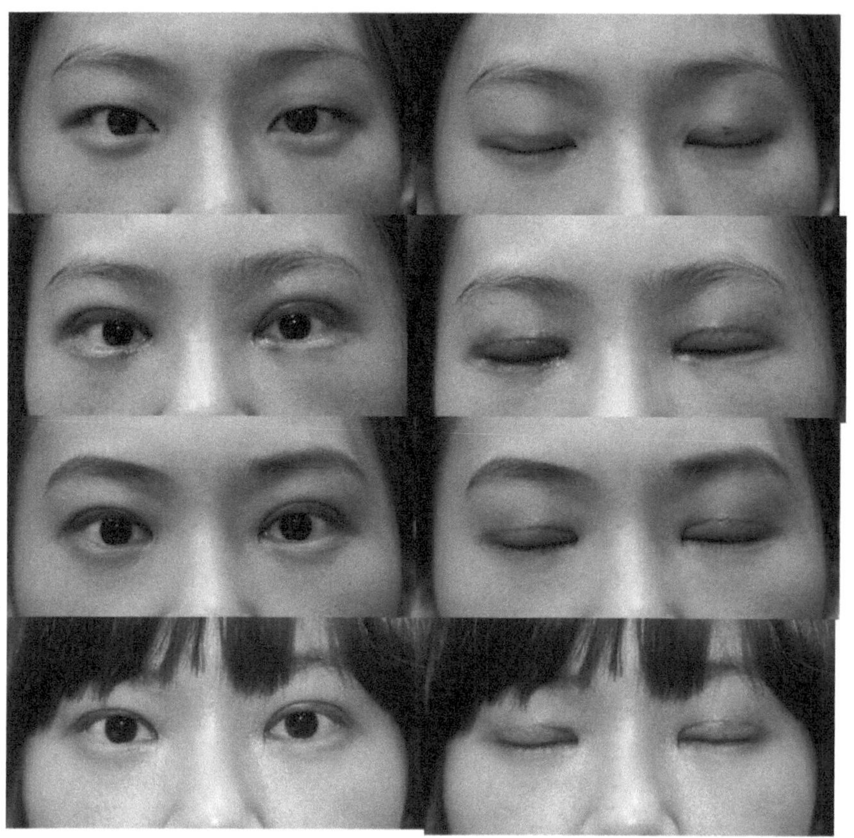

Fig. 14. Vista pré-operatória de uma mulher de 29 anos com pálpebras superiores redundantes e inchadas com os olhos abertos *[coluna da esquerda]* e com os olhos fechados *[coluna da direita] [A]*. A doente foi submetida a cirurgia incisional de dupla pálpebra com fixação SAJT e epicantoplastia. 7 dias (BJ 3 semanas (C) e 5 semanas de pós-operatório com os olhos abertos *[coluna da esquerda]* e com os olhos fechados *[coluna da direita].[D)*

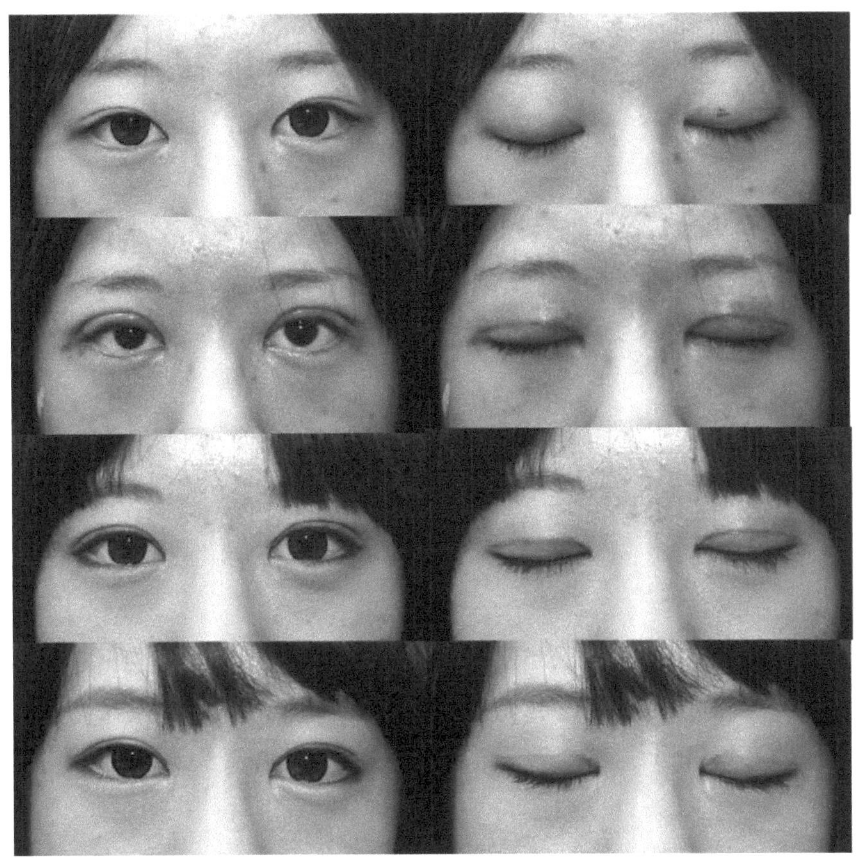

Fig. 15. Vista pré-operatória de uma mulher de 28 anos com pálpebras superiores redundantes e inchadas com os olhos abertos *[coluna da esquerda]* e com os olhos fechados *[coluna da direita] [A]*. A doente foi submetida a cirurgia incisional de pálpebras duplas com fixação SAJT. 5 dias (B) 1 mês (C) e 2 meses de pós-operatório com os olhos abertos *[coluna da esquerda]* e com os olhos fechados *[coluna da direita] [D]*

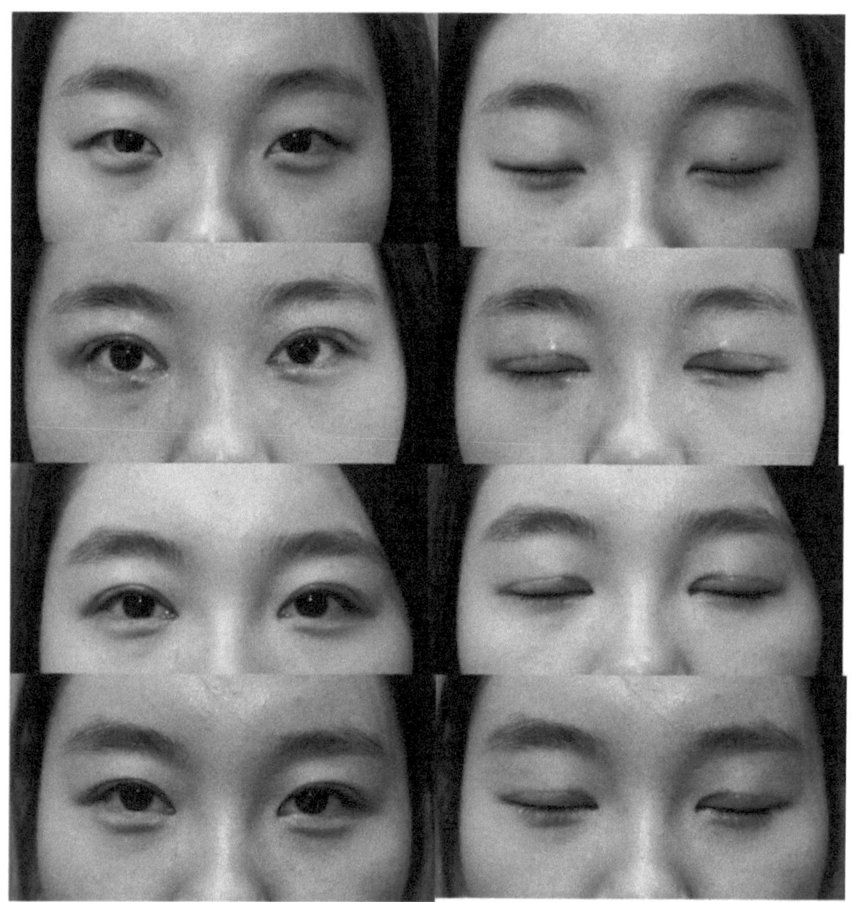

Fig. 16. Vista pré-operatória de uma mulher de 25 anos com pálpebras superiores redundantes e inchadas com os olhos abertos *[coluna da esquerda]* e com os olhos fechados *[coluna da direita] [A]*. A doente foi submetida a cirurgia incisional de dupla pálpebra com fixação SAJT e epicantoplastia. 7 dias (BJ 3 semanas (C) e 5 semanas de pós-operatório com os olhos abertos *[coluna da esquerda]* e com os olhos fechados *[coluna da direita].[D)*

A depressão da linha de dobra

O grau de depressão da prega palpebral dupla foi medido nos mesmos períodos de acompanhamento mencionados acima (Tabela 2). Em geral, os doentes apresentavam uma ligeira depressão da linha de dobra 3 semanas após a cirurgia, mas a depressão desapareceu gradualmente às 6, 9 e 12 semanas de pós-operatório. A alteração percentual média na depressão da linha de dobra às 3 semanas e 12 semanas de pós-operatório foi de 57% e 17%, respetivamente. Foi observada uma depressão ténue após 12 semanas na maioria dos doentes (Fig. 21). Dois a quatro anos de seguimento revelaram que os doentes apresentavam distribuições de tensão iguais nos retalhos inferior e superior e cicatrizes minimamente deprimidas [Fig.l2].

Tabela 1. Medidas de altura das dobras efectuadas após 5-7 dias, 3,9 e 12 semanas e 4 anos de pós-operatório (n = 630)

Patients	5–7 d, mm	3 wk, mm (%)*	9 wk, mm (%)	12 wk, mm (%)	~4 y, mm (%)
1	5.2	4.1 (79)	3.9 (75)	3.7 (71)	3.7 (72)
2	8.8	7.5 (85)	5.9 (67)	5.7 (65)	5.6 (64)
3	6.6	5.5 (83)	5.5 (83)	5.2 (79)	5.3 (80)
4	7.9	6.2 (78)	5.9 (75)	5.6 (71)	5.5 (70)
5	6.1	4.8 (79)	4.5 (74)	4.2 (69)	4.2 (69)
Mean (%)		81	74.8	71	71
± SD (%)		3.43	4.35	4.21	4.60

*The percentage change in fold height is based relative to the first measurement taken on 5–7 d postoperatively. Mean percentage of the change in the fold height.

Tabela 2. Medida da depressão da linha de dobra *(n = 630)*

Patients	5–7 d, mm	3 wk, mm (%)*	9 wk, mm (%)	12 wk, mm (%)	~4 y, mm (%)
1	2.8	1.9 (68)	1.3 (46)	0.5 (18)	0.5 (18)
2	2.5	1.2 (48)	1.1 (44)	0.5 (20)	0.5 (20)
3	3.7	2.3 (62)	1.7 (46)	0.6 (16)	0.5 (14)
4	3.9	2.6 (67)	1.8 (46)	0.7 (18)	0.6 (15)
5	2.9	1.7 (59)	1.2 (41)	0.8 (28)	0.7 (24)
Mean (%)	3.13	1.79 (57)	1.33 (43)	0.54 (18)	0.51 (17)
± SD, mm (%)	0.53	0.45 (9.86)	0.24 (4.87)	0.14 (5.79)	0.11 (5.47)

*The percentage change in the depression of the fold line is based relative to the first measurement taken on 5–7 d postoperatively. Mean percentage of the change in the depression of the fold line.

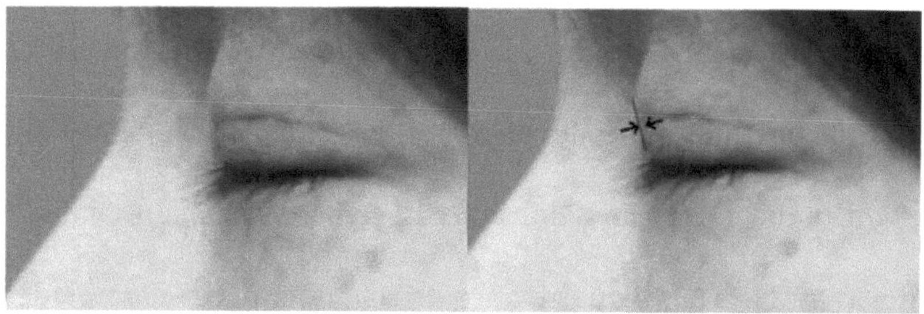

Fig. 21 Medição da depressão da linha de dobra

Tabela 3. Satisfação dos doentes com a cirurgia (n=633)*

Satisfaction Score	Very Unsatisfied (1)	Unsatisfied (2)	Neutral (3)	Satisfied (4)	Very Satisfied (5)
N (%)	0	14 (2.2)	18 (2.8)	365 (57.7)	236 (37.3)

*47 patients were lost to 2-y follow-up.

A eversão da margem superior da pálpebra

Geralmente, os doentes apresentavam a eversão da margem da pálpebra superior 5-7 dias após a cirurgia, que melhorou gradualmente e acabou por desaparecer 12 semanas após a cirurgia.

Foi induzido um ligeiro grau de eversão da pálpebra desde o meio da pupila até ao canto lateral quando as suturas de fixação foram efectuadas, mantendo uma tensão consistente no retalho inferior. Se não ocorresse eversão durante a formação da prega, a fraca formação da prega conduzia finalmente ao seu desaparecimento.

Perto da sua inserção, o AE forma um corno medial fino e fraco e um corno lateral mais espesso e robusto. O músculo elevador da pálpebra superior (LPS) tem um curso de aproximadamente 20º lateral ao plano sagital[19] e esta angulação direciona a força de tração lateralmente. A configuração assimétrica dos cornos e o curso lateral angulado do músculo LPS ajudam a explicar o alargamento temporal, no qual o pico da curvatura da pálpebra superior se situa lateralmente, que pode ocorrer ocasionalmente após a cirurgia da ptose e também é observado na doença ocular da tiroide.

Mas a eversão da pálpebra diminuiu gradualmente com o tempo devido à gravidade, ao movimento persistente de abertura do olho e a um ligeiro afrouxamento da sutura de fixação após a maturação da cicatriz.

Satisfação dos doentes

No seguimento de 2 anos, foi pedido aos doentes que classificassem a sua satisfação com a cirurgia de 1 a 5, sendo 1 muito insatisfeito e 5 muito satisfeito. Noventa e cinco por cento dos pacientes responderam que estavam satisfeitos com a cirurgia, com 365 (57,7%) pacientes respondendo como satisfeitos com uma pontuação de 4, e 236 (37,3%) pacientes respondendo como muito satisfeitos com uma pontuação de 5 (Tabela 3).

Complicações

As complicações pós-operatórias incluíram perda parcial ou completa da linha palpebral dupla em 14 e 4 casos, formação de cicatriz hipertrófica em 7 casos e dobra assimétrica em 8 casos (Tabela 4). A perda parcial ou completa da linha do vinco ocorreu quando a tensão adequada não foi mantida no retalho inferior durante a etapa de fixação. Se a fixação do retalho inferior ao SAJT for fraca, a prega solta-se. Para restaurar a linha da prega solta, as incisões parciais ou totais na linha da prega foram refeitas e foram colocadas novas suturas de fixação no SAJT com mais tensão. Isto foi conseguido encurtando a SAJT e confirmando com o aumento da eversão das pestanas. A formação de abcesso nos pontos foi observada principalmente em doentes com pele fina. O abcesso dos pontos foi tratado cortando transversalmente cerca de 2 mm com uma lâmina de bisturi n.º 11 e removendo o abcesso. 11 e removendo o nó. A formação de cicatriz hipertrófica foi observada maioritariamente no quarto medial da incisão da pálpebra superior em doentes que foram simultaneamente submetidos a epicantoplastia. Estes doentes foram tratados com injecções intralesionais de triancinolona.

Tabela 4. Complicações pós-operatórias da fixação da SAJT (n = 680)

Complications	% (Cases)
No complications	95.5 (649)
Partial loss of the fold	2.0 (14)
Complete loss of the fold	0.3 (2)
Hypertrophic scar formation	1.0 (7)
Asymmetric fold*	1.2 (8)
Total	**4.5 (31)**

* Assimetria de >1 mm que exigiu correção cirúrgica.

Capítulo 4

DISCUSSÃO

A prega supratarsal congénita inicia-se no epicanto com profundidade moderada e não excessivamente deprimida. A prega palpebral dupla natural ocorre quando a aponeurose do elevador se insere no septo intramuscular9 ou no tecido subcutâneo.10 Além disso, a profundidade da prega supratarsal congénita muda com o movimento das pálpebras. A prega aparece plana com os olhos fechados e ocorre com os olhos abertos.

Uma das primeiras descrições de cirurgia incisional de pálpebras duplas envolve a excisão do músculo orbicular pretarsal e a fixação da derme do retalho cutâneo inferior ao tarso.l, 11 Esta técnica é simples de executar e cria pregas duradouras mas estáticas. Uma prega estática é caracterizada por cicatrizes deprimidas, profundidade profunda da prega, retalho inferior da pálpebra esticado e linha de prega imóvel com os tecidos circundantes. Para além disso, o retalho inferior parece excessivamente cheio devido à linha de dobra profunda criada pela fixação tarsodérmica. A discrepância de profundidade entre a pele e o tarso cria a aparência de plenitude na fixação tarsal (Fig. 1). Em geral, a prega estática tem um aspeto pouco natural e não é desejável.

 Para criar uma prega palpebral dupla menos estática, Fernandez defende a fixação da derme à aponeurose do elevador.[12] No entanto, uma fixação dérmica direta à aponeurose elevadora continua a criar uma prega profunda e de aparência excessivamente forte devido à discrepância de profundidade entre a pele e a aponeurose elevadora. O tecido mole das pálpebras asiáticas tende a ser espesso devido à espessura do músculo orbicular e da gordura pré-aponeurótica. Por conseguinte, uma fixação direta da derme à aponeurose do elevador cria uma prega alta e profundamente comprimida. Em média, a distância entre a pestana e a prega mais comummente realizada em asiáticos é de 6-10 mm. Se a prega for concebida abaixo do nível da aponeurose do elevador exposta cirurgicamente, o retalho inferior tem de acomodar a posição mais elevada (cefálica) da aponeurose do elevador. Isto pode levar à eversão permanente das pestanas e/ou à retração da pálpebra. Para além disso, podem ocorrer pregas excessivamente altas devido ao facto de a pele ser esticada até à aponeurose elevadora anexada. Em contraste, a nossa técnica fixa a derme da pálpebra superior na SAJT localizada superficialmente à aponeurose. Isto resulta numa prega palpebral dupla que não é profunda ou não estica o retalho inferior.

Lee et al desenvolveram uma técnica de fixação septodérmica que criou uma prega palpebral dupla menos deprimida.[13] O septo orbital não foi aberto, e o septo foi fixado à derme da borda inferior da incisão cutânea pré-tarsal. Flowers descreveu um procedimento semelhante "veículo septoaponeurótico" onde o septo anterior foi incisado, rodado e fixado à pele da pálpebra.[14]

No entanto, ambas as técnicas resultaram frequentemente no afrouxamento da prega.[14] A prega afrouxou porque o septo redundante tinha demasiada folga, e a quantidade adequada de força da aponeurose do elevador não foi transmitida para a aba inferior da pálpebra. No entanto, a nossa técnica fixa-se na SAJT firme que está ligada à aponeurose do elevador distal. Como o SAJT não é uma estrutura redundante, cria uma prega palpebral dupla de longa duração.

O septo orbital é uma estrutura de várias camadas que envolve a gordura pré-aponeurótica. O septo orbital começa no arcus marginalis ao longo da borda orbital e é contínuo com outras camadas na testa e dentro da órbita. A camada interna do septo é formada pelo periósteo da testa, enquanto a camada externa é formada pela gálea profunda. Essas camadas fibrosas se fundem ao arcus marginalis e continuam caudalmente como as camadas interna e externa do septo.[6-8] Dentro da órbita, a camada interna do septo une-se à aponeurose do elevador a 2-5 mm acima da placa tarsal, e a camada externa estende-se inferiormente para baixo e sobre a superfície do tarso. -[716] Um tecido septal denso e espesso situa-se entre as camadas interna e externa do septo orbital caudal. Descrevemos esta estrutura como SAJT (Fig. 3).

Embora a SAJT, a extensão septal e a fáscia conjunta possam parecer estruturas semelhantes, e todas elas se originem do septo, existem diferenças na região descrita e na densidade do tecido septal. O termo "SAJT" descreve a extremidade proximal da extensão septal e da fáscia conjunta. Nos asiáticos, esta região do tecido septal é mais espessa. É também a área onde as camadas externa e interna do septo se unem.

Os termos "extensão septal" e "fáscia conjunta" descrevem o tecido septal que se estende distalmente a partir da SAJT. A fáscia conjunta foi descrita por Segal como uma "camada de fáscia localizada entre a prega palpebral e a fusão das pestanas da aponeurose do elevador e da fáscia orbicular".[9] Reid et al descreve a extensão septal como uma "camada anatómica fibrosa distinta que se estende do septo orbital para cobrir o tarso (Fig. 22)".[17]

Ao contrário da junção septoaponeurótica cefálica, na região mais caudal, existe uma fixação firme entre a SAJT e a aponeurose do elevador. Clinicamente, é possível descolar o septo da aponeurose do elevador. No entanto, na região mais distal onde o SAJT está presente, a conexão septoaponeurótica é firme (Fig. 7C). Quando a SAJT é usada como estrutura de fixação na cirurgia da pálpebra dupla, transmite efetivamente a força de tração do músculo elevador da pálpebra para criar a prega supratarsal.

O SAJT funciona como uma ligação fibrosa para imitar a prega congénita. Quando os olhos estão fechados, a espessura do SAJT permite que a prega permaneça superficial e suave (não deprimida). Quando os olhos estão abertos, o componente firme do SAJT esticado cria uma prega bem definida, mas não demasiado deprimida. Isto cria uma linha de dobra de aspeto natural com os olhos fechados e abertos (Figs. 2,11 - 22).

Para expor a SAJT, o septo é cortado transversalmente 3-5 mm acima da SAJT. Se a incisão for colocada numa posição inferior, a SAJT pode ser cortada. O corte da SAJT reduz a quantidade de estrutura necessária para ancorar a fixação. Nestes casos, perde-se o efeito de dobradiça da SAJT e a derme fica ligada à aponeurose do elevador. Isto pode levar a uma eversão excessiva das pestanas. Por conseguinte, o septo deve ser aberto numa posição suficientemente elevada para preservar a SAJT.

Uma das complicações técnicas que merecem destaque foi o afrouxamento parcial das pregas (14 casos). Se o septo não estiver completamente aberto (separando o septo da SAJT), então a SAJT não pode mover-se livremente em conjunto com o movimento do elevador. Neste caso, o SAJT impedido (ainda ligado a uma porção do septo circundante) impede uma invaginação bem definida da prega. Este facto pode provocar o afrouxamento da prega palpebral dupla ou uma profundidade insuficiente da prega.

O seguimento revelou que a linha da prega foi mantida nos doentes sem mais alterações no tamanho, profundidade e forma 3 meses após a cirurgia. A linha de incisão parecia suave e ténue com os olhos fechados, e a prega ocorria com profundidade adequada com os olhos abertos (prega dinâmica).

Capítulo 5

CONCLUSÃO

A cirurgia da pálpebra dupla utilizando a fixação SAJT requer uma dissecção meticulosa e tem um tempo operatório mais longo em comparação com a técnica clássica utilizando a fixação do tarso, a fixação septal ou a fixação do elevador. No entanto, a fixação SAJT oferece as seguintes vantagens 1) a pálpebra parece lisa, sem depressão da prega ao olhar para baixo ou com os olhos fechados; 2) ausência de formação de cicatriz deprimida na linha da prega; 3) prega suave e não excessivamente invaginada com a abertura dos olhos; e 4) tensão cutânea semelhante nos retalhos superior e inferior.

A utilização da fixação SAJT cria as pregas palpebrais duplas dinâmicas que imitam o movimento das pregas congénitas. A utilização da técnica de fixação SAJT pode criar uma pálpebra dupla dinâmica e duradoura em doentes asiáticos com pálpebras inchadas.

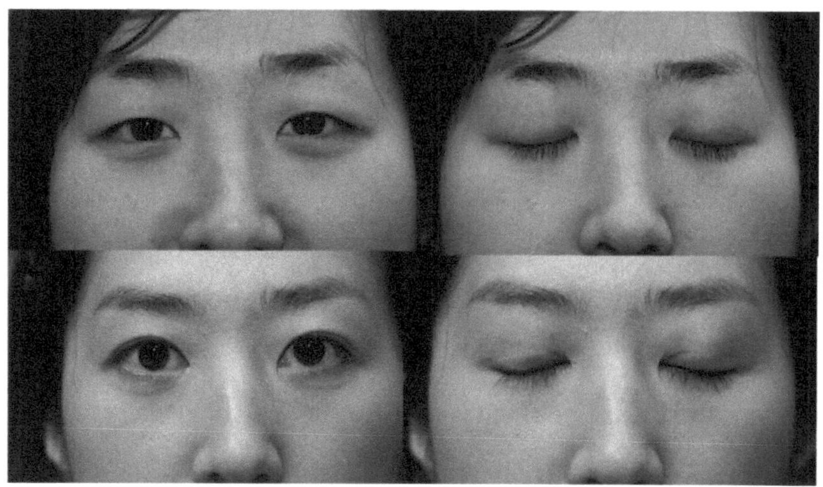

Fig. 17. Vista pré-operatória de uma mulher de 22 anos com pálpebras superiores redundantes e inchadas com os olhos abertos **(A)** e com os olhos fechados **(B)**. Vista pós-operatória de três anos com os olhos abertos (CJ) e com os olhos fechados **(D)**.

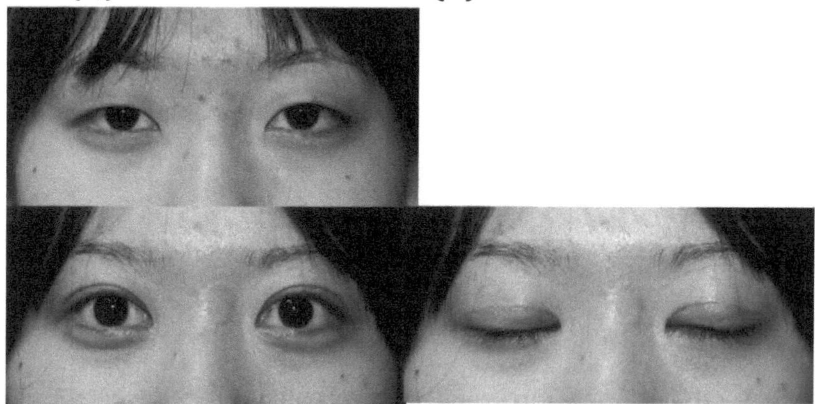

Fig. 18. Vista pré-operatória de uma mulher de 30 anos com pálpebras superiores redundantes e inchadas com os olhos abertos (em cima). Vista pós-operatória de três meses com os olhos abertos e com os olhos fechados (em baixo)

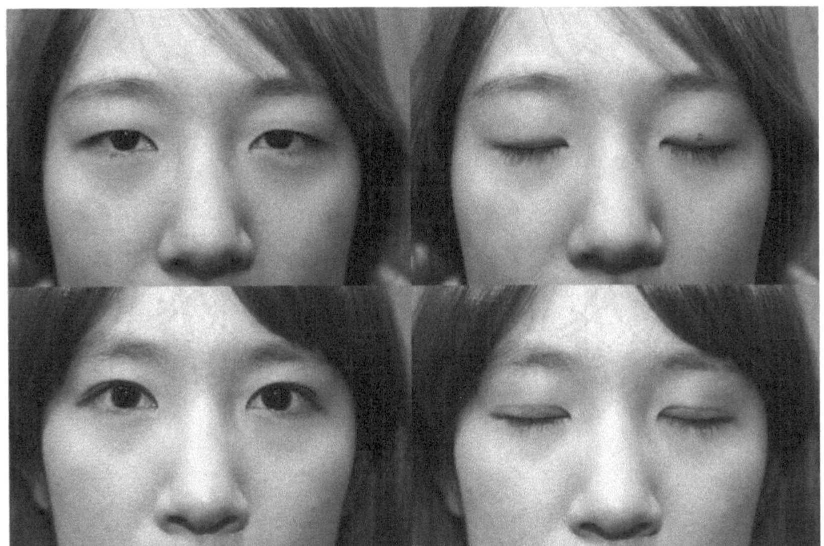

Fig. 19. Vista pré-operatória de uma mulher de 25 anos com pálpebras superiores redundantes e inchadas, com os olhos abertos e fechados (em cima). Vista pós-operatória de três meses com os olhos abertos e com os olhos fechados (em baixo)

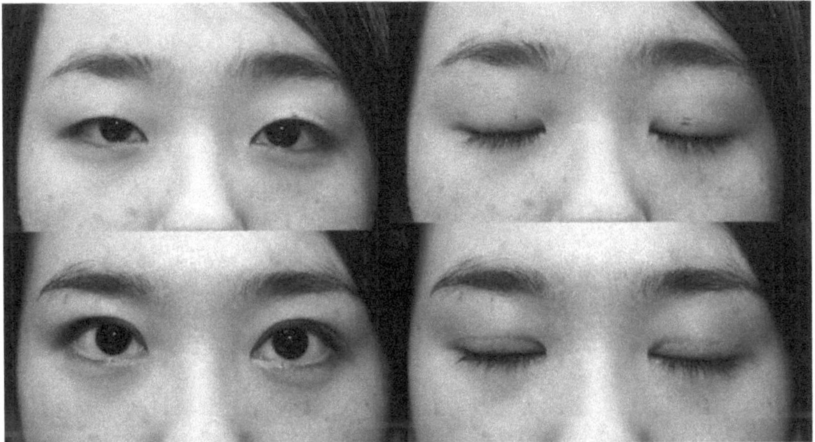

Fig. 20. Vista pré-operatória de uma mulher de 21 anos com pálpebras superiores redundantes e inchadas, com os olhos abertos e fechados (em cima). Vista pós-operatória de três meses com os olhos abertos e com os olhos fechados (em baixo)

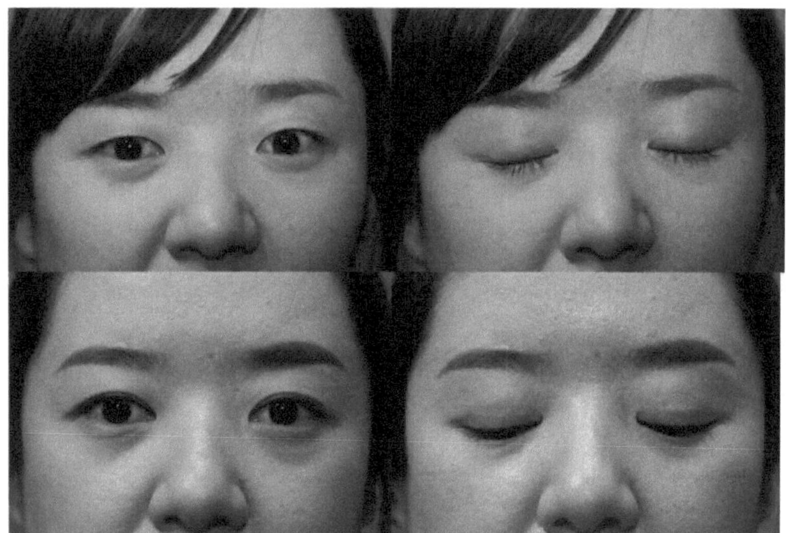

Fig. 22. Vista pré-operatória de uma mulher de 31 anos com pálpebras superiores redundantes e inchadas, com os olhos abertos e fechados (em cima). Vista pós-operatória de 4 anos com os olhos abertos e com os olhos fechados (em baixo)

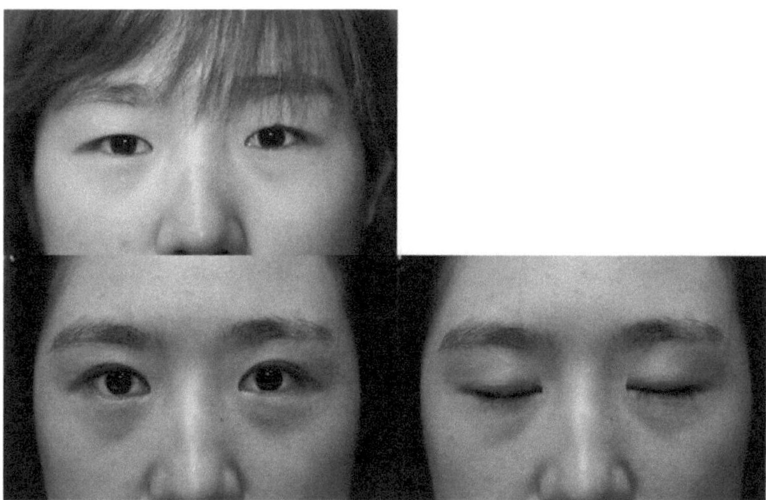

Fig. 23. Vista pré-operatória de uma mulher de 31 anos com pálpebras superiores redundantes e inchadas com os olhos abertos (em cima). Vista pós-operatória a 5 anos com os olhos abertos e com os olhos fechados (em baixo)

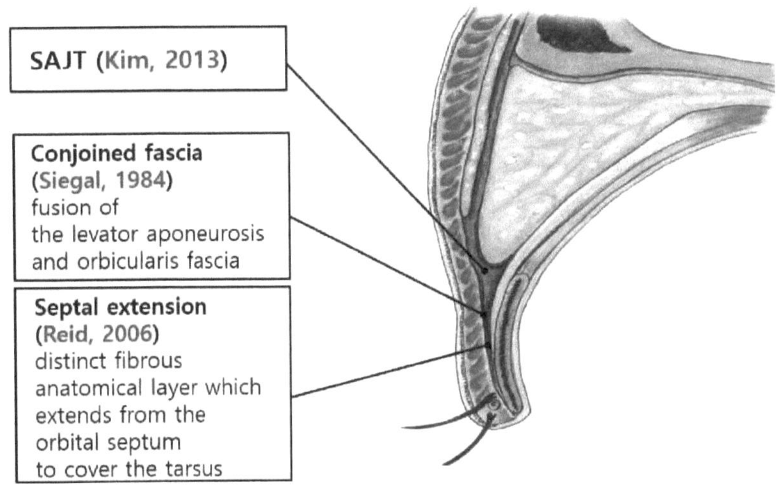

Fig. 24. Diagrama mostrando SAJT, fáscia conjunta, extensão septal

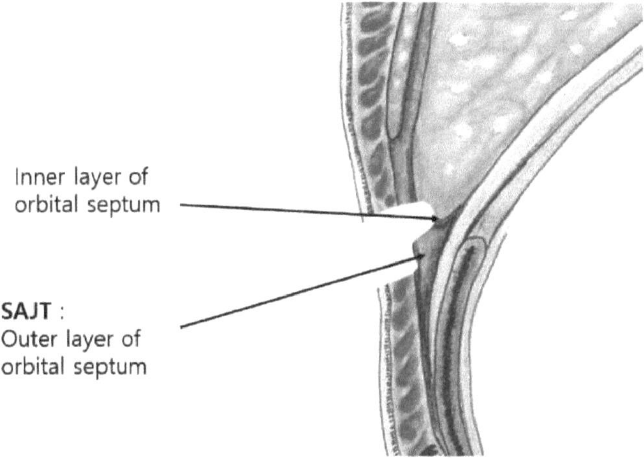

Fig. 25. Diagrama que mostra a diferença entre a camada interna do

septo orbital e a SAJT (camada externa espessada do septo orbital)

REFERÊNCIAS

1. Chen W PD. *Asian Blepharoplasty and the Eyelid Crease.* 2ªed. Nova Iorque, NY: Elsevier; 2006.

2. McCurdy JA. *Cosmetic Surgery of the Asian Face (Cirurgia Cosmética da Face Asiática).* Nova Iorque, NY: Thieme Medical Publishers; 1990.

3. Kikkawa DO, Kim JW. Blefaroplastia asiática. *Int Ophthalmol Clin.* 1997;37:193-204.

4. Chen W PD. In: Putterman AM, ed. *Cosmetic Oculoplastic Surgery.* Philadelphia, PA: WB Saunders; 1999:101-111.

5. Jeong S, Lemke BN, Dortzbach RK, et al. A pálpebra superior asiática: um estudo anatómico com comparação com a pálpebra caucasiana. Arch *Ophthalmol.* 1999;117:907-912.

6. Hwang K, Huan F, Kim DJ. Levator sheath revisited.J *Craniofac Surg.* 2012;23:1476-1478.

7. Hwang K, Kim DJ, Chung RS, et al. An anatomical study of the junction of the orbital septum and the levator aponeurosis in Orientals. *Br J Plast Surg.* 1998;51:594-598.

8. Whitnail SE. *Anatomy of the Human Orbit and Accessory Organs of Vision (Anatomia da órbita humana e órgãos acessórios da visão).* 2nd ed. London: Oxford UniversityPress; 1932:140-148.

9. Siegel R. Anatomia cirúrgica da fáscia da pálpebra superior. *Ann Plast Surg.* 1984;13:263-273.

10. Collin JR, Beard C, Wood I. Experimental and clinical data on the insertion ofthe levator palpebrae superioris muscle. Am *J Ophthalmol.* 1978;85:792- 801.

11. Stasior GO, Lemke BN, Wallow IH, et al. Rede de fibras elásticas da aponeurose do elevador. *OphthalPlastReconstr Surg.* 1993;9:1-10.

12. Fernandez LR. Operação de pálpebra dupla no Oriental no Havai. *Plast Reconstr Surg Transplant Bull.* 1960;25:257-264.

13. Lee JS, Park WJ, Shin MS, et al. Método anatómico simplificado da operação da pálpebra dupla: técnica de fixação septodérmica. *Plast Reconstr Surg.* 1997;100:170-8; discussão 179.

14. Flores RS. In: *Transactions of the 6thInternational Congress of Plastic and Reconstructive Surgery.* Paris, França: Masson; 1975.

15. Flores, RS. Método anatómico simplificado da operação da pálpebra dupla: técnica de fixação septodérmica. *Plast Reconstr Surg.* 1997;100:179-181.

16. Meyer DR, Linberg JV, Wobig JL, et al. Anatomia do septo orbital e tecidos conjuntivos palpebrais associados. Implicações para a cirurgia da ptose. *Ophthal Plast Reconstr Surg.* 1991;7:104-113.

17. Reid RR, Said HK, Yu M, et al. Revisitando a anatomia da pálpebra superior: introdução da extensão septal. *Plast Reconstr Surg.* 2006;117:65-6; discussão 71.